NOTE CLINIQUE

SUR

L'ACTION DES EAUX D'AIX EN SAVOIE

dans le traitement

DES PHLEGMASIES CHRONIQUES DES ARTICULATIONS

SUIVIE DE L'EXPOSITION D'UN

CAS REMARQUABLE DE GANGRÈNE MULTIPLE

Par le Dr C. Gaillard

Membre de la Commission médicale d'inspection, Médecin de l'établissement thermal.

———— ⊙ ————

CHAMBÉRY

IMPRIMERIE DE PUTHOD FILS, AU VERNEY

—

1855

L'eau répandue à la surface du globe n'est jamais pure. L'eau ordinaire de nos fontaines, de nos fleuves et de nos rivières contient toujours des substances étrangères, telles que de l'air, du gaz acide carbonique, etc., de l'acide silicique, des sels de chaux, de soude, de potasse, de magnésie, etc.

Il n'y a de parfaitement pure que l'eau distillée, le protoxyde d'hydrogène, privé d'air et de sels, de nos laboratoires de chimie.

Mais, outre ces eaux ordinaires, si répandues, qui ne contiennent, eu égard à leur volume, qu'une petite quantité de substances étrangères, il en est dans lesquelles dominent un ou plusieurs principes minéralisateurs. Ces principes donnent à ces eaux de nouvelles propriétés, soit que l'on considère leur action physiologique sur l'économie saine, soit que l'on étudie leurs effets thérapeutiques, leur action physiologique curative sur le corps malade. On donne à ces eaux le nom d'eaux minérales naturelles.

Les eaux minérales, dont une bonne classification est encore à faire, se divisent aujourd'hui en eaux sulfureuses, ferrugineuses, alcalines, gazeuses, salines et bromo-iodurées.

Parmi les eaux minérales, les eaux sulfureuses en général, et les eaux sulfureuses sulfhydriquées d'Aix en particulier, occupent une place très importante.

On distingue, à Aix, deux sources principales : l'une dite de soufre, et l'autre d'alun, ou de Saint-Paul. D'après les expériences chimiques faites en juin 1851, par M. le professeur Pétrequin, de Lyon [1], l'eau de soufre marque 4°, et l'eau dite d'alun, 5° au sulfhydromètre de Dupasquier. La température native de la première est de 44° centigrades; celle de la seconde est de 46°. Elles donnent ensemble un débit de plus de trois millions de litres d'eau en vingt-quatre heures. Quand les très remarquables travaux qui sont en voie d'exécution pour la captation et l'aménagement des eaux de la source Saint-Paul seront achevés, le volume et la sulfuration de ces eaux, le premier surtout, seront considérablement augmentés. Car celles qui se perdent encore aujourd'hui seront amenées à l'établissement thermal, et toutes seront mises à l'abri de l'air atmosphérique, dont l'introduction et le séjour dans les canaux caverneux, où elles coulent avant d'arriver aux lieux actuels de captation, leur font perdre une partie de leurs principes minéralisateurs. Leur température elle-même sera élevée de quelques degrés. On ne pouvait mieux commencer la grande restauration de nos thermes que par les magnifiques travaux dont nous sommes témoins.

On lira à la fin de la note qui suit, sur l'action des eaux d'Aix dans le traitement des phlegmasies chroniques des articulations, que M. Pichon, pharmacien à Aix, a trouvé du soufre pur, cristallisé, très visible à l'œil nu, et déposé sur la matière organique qui se forme dans ces eaux, et qui,

---

[1] *Recherches sur l'action des eaux minérales d'Aix en Savoie dans les maladies des yeux*, par Pétrequin. Chambéry, 1852.

entraînée elle-même par les vapeurs, s'attache aux voûtes de la grotte de la source de soufre, des douches d'enfer, etc.

J'ai aimé à citer cette observation récente d'un phénomène encore inconnu à Aix dans ces derniers temps, ayant lu ce qui suit dans le bel ouvrage de M. Fontan, sur les eaux minérales des Pyrénées : [1]

« Mais un phénomène, qu'on a cru impossible parce qu'il
« ne se présente pas à Aix en Savoie, quoiqu'il soit fréquent
« ailleurs, a été aussi observé par moi à Luchon et dans
« plusieurs autres localités : c'est le dépôt de masses de
« soufre pur à l'état de sublimation et quelquefois très bien
« cristallisé. [2] »

On sait que les eaux d'Aix, avec leur action primitivement stimulante, ne doivent être administrées, lorsqu'elles sont indiquées d'ailleurs par la nature des maladies, que dans leur période chronique. Cependant, l'observation XIIIe de la note clinique qui suit, nous montre qu'il ne faut pas attendre trop tard pour chercher en elles une ressource, bien puissante, il est vrai, mais trop souvent la dernière choisie.

Il est des personnes sur lesquelles elles n'exercent aucune influence physiologique de nature à en faire suspendre l'usage. Elles prennent des bains de vapeur ou des douches trop pro-

---

[1] *Recherches sur les eaux minérales des Pyrénées*, etc., par Jean-Pierre-Amédée Fontan. 2e édit. ; Paris, 1853.

[2] Je ferai observer en passant, et sans avoir d'ailleurs l'intention d'attaquer la théorie ingénieuse de M. Fontan sur la sulfuration accidentelle ou par décomposition de quelques eaux sulfureuses, parmi lesquelles il place les eaux d'Aix, qu'il a écrit que la moins sulfureuse de nos eaux contient plus de sulfate que l'autre, parce qu'elle parcourt moins de terrains dans lesquels elle puisse décomposer les sels de ce nom.

D'après l'analyse de M. Bonjean, l'eau d'alun contiendrait, au contraire, moins de sulfate que l'eau de soufre, quoiqu'elle soit moins sulfureuse que cette dernière.

longées, outrepassant chaque jour l'ordonnance médicale, et n'éprouvant ni abattement, ni insomnie, ni céphalalgie, ni palpitations, ni réveil de douleurs anciennes, ni augmentation de douleurs présentes.

Il en est d'autres, au contraire, d'une constitution irritable, d'un tempérament nerveux, qui doivent être traitées avec circonspection et prudence, parce que les eaux donnent facilement lieu, chez elles, à une excitation générale trop grande, qui amène de l'éréthisme nerveux, ou qui débilite par les spoliations trop considérables qu'elle détermine secondairement.

Nous avons remarqué que les chloro-anémiques étaient fatigués par les eaux chaudes, et que quelques-unes des affections qui reconnaissent cet état général pour cause, la névralgie chlorotique par exemple, demandent une autre médication que la médication thermale, qui peut être un adjuvant utile contre quelques autres symptômes morbides, tels que la leucorrhée. Nous avouons cependant que la natation, dans l'eau tempérée des piscines, peut avoir dans ces cas, sur l'organisme, une heureuse influence, en portant les forces vers la vie végétative, organique, par l'exercice des muscles locomoteurs. Mais il faut lui joindre l'usage d'une préparation ferrugineuse, qu'Aix peut offrir aux malades dans l'eau martiale de Saint-Simon.

L'idiosyncrasie hépatique prédispose aux dérangements dans les fonctions digestives sous l'influence des eaux. Nous avons vu dernièrement un malade offrant cette prédominance, chez lequel, après le troisième ou le quatrième bain de vapeur, d'une durée de dix minutes seulement, survint une érysipèle à la jambe droite, accompagné de cet état saburral des premières voies, qui en est considéré comme une des causes les plus fréquentes.

L'observation clinique montre que les malades les plus

irritables guérissent très bien aux eaux d'Aix, lorsque leurs maux les réclament, quoique leurs constitutions les contre-indiquent, s'ils mettent, entre les bains de vapeur et les douches, des intervalles suffisants de repos ; car on comprend que tous ne puissent être soumis indistinctement à la même médication.

Il faut savoir marcher avec une sage lenteur, recourir au bain tiède [1] ; qui n'affecte pas le pouls, ou qui ne l'affecte que pour le calmer, et interrompre au besoin tout traitement thermal.

On voit d'ailleurs souvent, même chez les malades les moins susceptibles, une recrudescence des symptômes morbides se manifester pendant les premiers jours du traitement thermal ; mais cette exaspération n'est que passagère et ne tarde pas à disparaître, les eaux, dit-on, ayant souvent besoin d'augmenter le mal avant de le détruire.

Quelquefois c'est la nature même de la maladie qui demande une savante et sage temporisation. Nous avons vu à l'hôpital d'Aix, en 1854, un malade atteint d'une paraplégie rhumatismale (myelite chronique), chez lequel une amélioration considérable s'était manifestée sous l'influence des eaux prises pendant deux saisons. Il marchait bien, il était presque guéri, lorsqu'un séjour trop prolongé à la douche, l'abus des eaux, qu'il prenait en 1853 sans direction médicale, causèrent une récidive soudaine.

Un usage plus rationnel, mieux dirigé de la médication thermale, amena de nouveau chez lui, pendant l'été de 1854, une amélioration remarquable, suivie plus tard d'une guérison complète, dont nous avons été témoin en 1855.

---

[1] Suivant M Gerdy, l'état thermométrique du bain qui n'affecte pas le pouls flotte entre 30° et 36° centigrades. Au-dessus de cette limite, sont les bains chauds, et au-dessous les bains frais.

Il est probable que les matières que les eaux d'Aix tiennent en dissolution pénétrant par absorption ou endosmose, en petite quantité dans l'organisme, leur communiquent des propriétés particulières qui s'ajoutent à celles qu'elles doivent à leur température. Mais nos connaissances sont encore trop incomplètes relativement à ce mode d'action physico-chimique des eaux, pour que nous ayons la prétention de l'expliquer, repoussant toute vaine théorie, et n'ayant vu jusqu'ici, nous l'avouons, que deux choses dans la thérapeutique thermale : le médicament appliqué à l'organisme et le résultat obtenu par cette application.

Un jour viendra, les progrès incessants des sciences naturelles nous le font espérer, où les phénomènes, aujourd'hui cachés, de la thérapeuthique thermale ne seront plus entourés d'aussi épaisses ténèbres.

NOTE CLINIQUE

SUR

L'ACTION DES EAUX D'AIX EN SAVOIE

DANS LE TRAITEMENT

DÈS PHLEGMASIES CHRONIQUES DES ARTICULATIONS

Extrait du Moniteur des Hôpitaux, de Paris, N° du 50 mai 1855.

Parmi les maladies chroniques qui sont traitées avec avantage par les eaux minérales d'Aix, les phlegmasies chroniques des articulations se présentent en très grand nombre.

Mon intention n'est point d'écrire ici un long Mémoire sur ces affections. Je veux seulement raconter quelques-unes des observations que j'ai recueillies, dire combien est puissante l'action des eaux thermales d'Aix dans le traitement de ces phlegmasies lentes, dont quelques-unes sont si longues, si graves, et trop souvent si rebelles aux autres moyens thérapeutiques.

Les trente observations cliniques qui sont la base de cette

2

note ont été recueillies par moi à l'hôpital d'Aix [1] pendant l'été de 1854. MM. les docteurs Davat et Blanc en dirigeaient alors le service. Je suivais, je remplaçais quelquefois ces collègues bienveillants, écrivant tous les jours les histoires diverses des maladies qui se présentaient à mon observation. C'est avec celles de mes notes qui sont relatives aux inflammations chroniques des articulations et à leurs produits, que j'écris aujourd'hui ces simples recherches.

Je dirai quelques mots, dans un premier paragraphe, de l'arthrite rhumatismale chronique. Le second sera consacré à l'étude de l'action des eaux dans la tumeur blanche des articulations (arthrite lente organique).

§ 1er. — Arthrite rhumatismale chronique.

Les malades atteints d'arthrite rhumatismale chronique, qui se sont présentés à l'hôpital d'Aix pendant l'été de 1854, se divisent ainsi qu'il suit, soit sous le rapport du nombre et de l'espèce, soit sous le rapport de l'effet produit chez eux par le traitement thermal :

Rhumatismes articulaires chroniques, ayant succédé à un rhumatisme articulaire aigu généralisé : six cas, dont deux guéris, trois améliorés, un stationnaire (ankylose multiple). — Rhumatismes articulaires chroniques d'emblée : cinq cas, dont quatre améliorés, et un stationnaire (ankylose). —

---

[1] Nous avons vu passer cent malades dans les deux salles de l'hôpital d'Aix, pendant l'été de 1854 (du 1er juin au 30 septembre). Nous savons que l'administration qui le dirige a l'intention de le déplacer, de l'agrandir, de l'entourer, s'il est possible, de cours et de jardins. Dans l'intérêt des classes indigentes, dans l'intérêt de la renommée de nos thermes, qu'il nous importe de voir de jour en jour grandir, il est à désirer que ce projet puisse être mis bientôt à exécution.

Hydarthroses par arthrite rhumatismale : trois cas très améliorés.

On voit que je parle de dix améliorations, que je cite deux seuls cas de guérison et deux cas stationnaires. Il est aisé de comprendre que l'on ne peut rencontrer que fort rarement des guérisons entières, parfaites, au bout d'un traitement dont la durée moyenne est de vingt-cinq jours, et qui est dirigé contre des maladies chroniques. Quelques-unes de ces guérisons imparfaites deviennent complètes plus tard, car ordinairement l'action curative n'est pas immédiate. Quelques malades doivent revenir une seconde, une troisième fois. D'ailleurs, ce n'est point ici le médecin de l'hôpital qui laisse sortir le malade lorsqu'il le juge convenable ; mais le nombre de jours qu'il doit y rester est fixé d'avance par la direction.

On obtiendrait peut-être plus de soulagements remarquables, si le temps de séjour des malades était plus rationnellement fixé, non pas d'avance, mais pendant la cure, et par le médecin lui-même.

Il est à remarquer que, des six malades atteints de rhumatismes articulaires chroniques, consécutifs à un rhumatisme articulaire aigu généralisé, trois nous offrirent à l'auscultation une lésion du cœur. Voici deux de ces observations telles que nous les avons recueillies :

Ire OBSERVATION. — *Rhumatisme articulaire chronique.* — Chiron, de Saint-Ombre, âgé de 25 ans, domestique, entré le 11 juillet à l'hôpital.

Rhumatisme chronique des articulations tibio-tarsiennes. Invasion : il y a cinq ans. Ce malade a eu alors un rhumatisme articulaire aigu généralisé.

Causes : humidité.

L'auscultation décèle un bruit de râpe au premier temps ;

œdème des pieds qui augmente pendant le jour et diminue pendant la nuit.

Bains de vapeur et douches.

Ce malade est sorti le 10 août. Les derniers jours qu'il a passés à l'hôpital, le rhumatisme était guéri ; mais l'œdème avait augmenté, et il était survenu une pneumonie à gauche, qui avait exigé l'emploi d'un vésicatoire et la suspension de l'usage des eaux. [1]

IIe. Observation. — *Rhumatisme articulaire chronique.* — J.-B. Molin, de Chambéry, scieur de long, âgé de 51 ans. Ce malade a eu, il y a cinq mois, un rhumatisme articulaire aigu généralisé. Il a actuellement un rhumatisme chronique des articulations fémoro-tibiales et scapulo-humérales. Les mouvements y déterminent de la crépitation.

Irrégularité des mouvements du cœur. Après un certain nombre de pulsations, nombre qui n'est pas toujours le même, cet organe s'arrête, puis deux pulsations se succèdent rapidement.

Entré le 11 juillet, sorti le 10 août.

Bains de vapeur et douches.

Grande amélioration.

Un autre malade, dont je ne cite pas l'observation, nous offrait un bruit de souffle au premier temps.

C'est ainsi que s'offrait à nous, sur le petit théâtre où il

---

[1] L'influence des eaux thermales sur la circulation, si l'on excepte celle du bain tempéré, est contraire à celle de la digitale, cet *opium* du cœur. On comprend aisément que, lorsque le rhumatisme articulaire chronique est accompagné d'une lésion de cet organe, les eaux puissent améliorer ou guérir l'arthrite chronique, mais que la lésion du cœur reste la même, si elle n'est augmentée, et qu'il en soit de même de l'hydropisie, qui reconnaît cette lésion pour cause.

nous était donné d'observer, une nouvelle preuve de la vérité de cette grande loi de coïncidence trouvée par M. le professeur Bouillaud.

Nous avons dit que deux des malades appartenant à cette première catégorie étaient repartis après une guérison parfaite de leur rhumatisme, que trois avaient obtenu un grand soulagement, mais qu'un sixième n'avait presque pas éprouvé d'amélioration dans son état. Ce dernier se trouvait, il faut le dire, dans une position exceptionnelle. Nous avions plutôt affaire à une ankilose multiple remarquable qu'à une inflammation qui n'existait plus :

IIIᵉ Observation. — Pierre Hérault, conducteur de diligences. Ankyloses des articulations fémoro-iliaques, fémoro-tibiales et vertébrales. Ce malade, entré le 15 juillet, est raide dans son lit, et ne peut ni s'asseoir, ni fléchir les membres inférieurs. Il tourne la tête, et peut se servir de ses bras, voilà tout.

La maladie a commencé, il y a quatre ans, par une inflammation aigüe des articulations, aujourd'hui ankilosées.

Douches.

Lorsque ce malade est sorti, le 12 août, l'amélioration était à peine appréciable.

Trois des malades affectés de rhumatismes articulaires chroniques survenus d'emblée, ont quitté notre hôpital dans un état très satisfaisant. Chez un quatrième, l'amélioration était un peu moins sensible, comme on le verra dans la seconde des deux observations qui suivent.

IVᵉ Observation. — *Rhumatisme articulaire chronique.* — Marguerite Arnaud, d'Aime, âgée de 45 ans, bien réglée. Entrée le 20 juin. Elle s'est toujours bien portée dans son enfance. Elle a eu, dit-elle, à l'âge de dix-huit ans, un *chaud et froid,* qui paraît être sans rapport avec la maladie actuelle.

Depuis l'âge de 28 ans, c'est-à-dire depuis environ quinze années, elle souffre d'une affection rhumatismale chronique, qui a commencé par une douleur au bras droit. Cette douleur s'est transportée ensuite à la jambe gauche, à la tête....., émigrant ainsi d'une région à une autre.

L'hiver dernier elle a beaucoup souffert de la hanche droite. La marche y fait encore renaître aujourd'hui une légère douleur et y produit de la crépitation. Actuellement, c'est surtout à l'articulation tibio-tarsienne droite que s'arrête la douleur.

Cette malade digère bien, excepté quand elle a, dit-elle, ses douleurs d'estomac.

Bains de vapeur et douches.

Sortie le 11 juillet. Amélioration.

Vᵉ OBSERVATION. — *Rhumatisme articulaire chronique.* — Benoîte Lutrin, de Saint-Genix, fille âgée de 22 ans, cuisinière, mal réglée, d'un tempérament lymphatique. Entrée le 1ᵉʳ juin.

Cette fille se plaint de douleurs rhumatismales dans l'articulation tibio-tarsienne gauche, douleurs que la marche augmente un peu. La maladie date de deux ans. Le soir, il y a un peu d'œdème aux pieds, lorsqu'elle est restée debout pendant le jour. Quelques douleurs erratiques dans les cuisses. En auscultant le cœur, on perçoit un léger bruit de souffle au premier temps. Il y a un doux murmure dans les carotides.

Cette fille est restée vingt jours à l'hôpital, et elle a pris pendant ce temps douze bains de vapeur au vaporarium. C'est une chlorotique, que les eaux fatiguaient un peu. Elle en éprouvait de la pesanteur de tête.

Elle est sortie le 20 juin. L'amélioration est moins sensible que chez la précédente malade. Nous lui prescrivons, à son départ, les pillules ferrugineuses de Vallet.

Il n'existait point, chez cette dernière malade, une arthrite rhumatismale proprement dite. C'était plutôt cette irritation, ce premier degré de la phlegmasie, dont la nature est plutôt névralgique qu'inflammatoire. Elle était d'ailleurs liée à un état chloro-anémique, auquel les préparations ferrugineuses convenaient bien mieux que le bain de vapeur ou la douche.

Une alimentation tonique, un exercice bien réglé, le séjour à la campagne plutôt que dans une salle d'hôpital, voilà ce qu'il fallait à cette malade.

Il serait bien à désirer que quelques travaux fussent entrepris dans le but de réunir, d'aménager convenablement les deux ou trois petites sources ferrugineuses crenatées, qui existent au hameau de Saint-Simon, à un quart d'heure d'Aix. Ce hameau pourrait devenir un but utile de promenade pour les personnes des deux sexes que les veilles prolongées, les passions, l'air et la vie des grandes cités, ou toute autre cause, ont rendues chloro-anémiques.

Je cite sans commentaire l'observation suivante, mise au nombre des insuccès :

VIᵉ Observation. — Jean-Joseph C...., âgé de 38 ans, père de famille. Ce brave homme nous est adressé par M. le docteur M.... Il est accusé par celui-ci d'avoir eu, sans le savoir, une syphilis constitutionnelle, qui aurait débuté, il y a sept ans, par un bubon abcédé, et plus récemment (depuis une année), des ulcérations au scrotum, de l'alopécie; des douleurs ostéocopes dans l'épaule et le bras gauches, symptômes qui tous auraient cédé à un traitement antisyphilitique bien dirigé, à l'exception des douleurs à l'épaule.

Ce malade n'a offert à notre examen qu'une ankylose de l'articulation scapulo-humérale gauche, qui d'ailleurs ne faisait pas partie des symptômes décrits au long par M. M....

Nous n'avons pas remarqué qu'il se soit opéré un changement dans l'état de ce malade sous l'influence des eaux.

J'ai vu un cas analogue en 1853, à l'hôpital de la Charité, à Paris (service de M. Bouillaud). Un jeune malade était entré pour une simple douleur à l'épaule gauche, qui datait de six mois. Le professeur de la Charité reconnut une ankylose de l'articulation, suite d'une phlegmasie négligée.

Trois malades, affectés de phlegmasies chroniques monoarticulaires, nous présentèrent chacun comme phénomène principal une hydropisie de l'une des articulations fémorotibiales. C'étaient d'anciennes hydarthroses, à peu près seuls restes d'une inflammation presque éteinte. L'action des douches fut éminemment utile dans ces trois cas. Je citerai le suivant :

VIIe OBSERVATION. — *Hydarthrose par arthrite rhumatismale.* — Arnaud, de Saint-Trivier, mandement de Regny, âgé de 43 ans ; tempérament lymphatique-sanguin, bonne constitution ; entré à l'hôpital le 20 juin.

L'articulation fémoro-tibiale droite est engorgée et plus volumineuse que la gauche. En pressant alternativement des deux côtés de la rotule, on fait passer d'un côté à l'autre un liquide fluctuant dans la synoviale ; il n'y a pas de changement de couleur à la peau ; la marche a fait naître un peu de douleur.

La maladie a commencé, il y a six ans, par une douleur au genou ; elle a été précédée de douleurs rhumatismales erratiques aux épaules, à la région lombaire.

Ce malade a couché pendant huit ans dans un lieu très humide.

Il est à noter qu'il a déjà pris les eaux l'année dernière, et qu'il s'en est trouvé très bien.

Bains de vapeur et douches.

Il sort le 10 juillet, dans un état d'amélioration bien satisfaisant ; le liquide a diminué ; la marche réveille moins la douleur ; Arnaud se permet d'assez longues promenades à pied.

En résumé, sur quatorze malades, nous n'en avons rencontré que deux chez lesquels il ne se soit pas manifesté une amélioration appréciable à la fin de la cure. Ces deux derniers, comme nous l'avons dit, étaient porteurs d'ankyloses. Nous verrons, dans le paragraphe suivant, d'autres observations qui nous montreront l'ankylose elle-même, sinon guérie, au moins améliorée par le traitement thermal.

§ 2. — Tumeur blanche des articulations.

Je ne saurais assez dire combien est puissante l'action de nos eaux thermales, pour empêcher le passage de l'arthrite rhumatismale simple à la tumeur blanche, cette arthrite lente organique.

Il y a quelques jours (25 avril 1855), un enfant de Saint-Jean d'Arvey, âgé de 14 ans, lymphatique, se présentait à l'hôpital, dont je dirigeais le service par intérim. Le genou gauche était le siége de fortes douleurs spontanées, qu'augmentait la pression; la circonférence de cette articulation l'emportait au moins de cinq centimètres sur la circonférence de l'articulation fémoro-tibiale droite; la peau était rouge, le membre à demi fléchi, la marche impossible.

Le petit malade était dans cet état depuis trois mois; mais il y avait eu des temps d'arrêt dans la maladie, des alternatives de bien et de mal; la fluxion disparaissait pendant deux jours, puis revenait, disparaissait de nouveau, envahissait le genou droit, revenait à l'autre. A son entrée, elle était fixée sur ce dernier; les articulations fémoro-tibiale et tibio-tarsienne droite étaient aussi le siége d'assez vives douleurs non accompagnées de gonflement.

Pendant la première semaine de son séjour à Aix, un temps froid et pluvieux contre-indiquant l'usage des eaux, je me

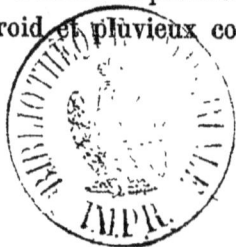

contentai de faire appliquer sur l'articulation des cataplasmes de farine de lin ; il ne se produisait alors aucune amélioration. Puis je pus prescrire quelques bains généraux, quelques douches en arrosoir sur l'articulation ; l'amélioration fut bientôt remarquable ; vingt jours après, ce malade était guéri.

Ce serait un nouveau succès à ajouter à ceux dont il a été parlé dans le paragraphe précédent.

De la tubérosité interne de chacun des tibias de ce malade s'élevait une petite exostose conique, longue d'un centimètre environ, paraissant large d'un demi-centimètre à la base. Il ne les avait pas toujours eues, mais il ne put me donner, sur l'époque de leur formation, aucun renseignement exact.

Ces symptômes présumés d'une ostéite lente, le tempérament du malade, me faisaient craindre la dégénérescence de cette articulation ; aussi j'ajoutai au traitement thermal un ou deux verres d'eau de Challes, à boire chaque matin. [1]

Seize malades, atteints de tumeurs blanches des articulations, sont entrés à l'hôpital pendant l'été de 1854.

Ces arthrites lentes organiques étaient, comme nous disent les auteurs, ou idiopathiques, c'est-à-dire produites par une

---

[1] L'eau sulfureuse, alcaline, iodurée et bromurée de Challes jouit d'une efficacité remarquable contre les manifestations diverses de la diathèse scrofuleuse, etc.

Mille grammes de ces eaux contiennent près d'un centigramme (0,0099) d'iodure de potassium, un centigramme de bromure de sodium ; treize centigrammes de carbonate de soude anhydre, et une dose énorme (0,55 centigrammes) de sulfure de sodium sec, etc. Parmi les eaux minérales connues, ce sont les plus riches pour la sulfuration et l'ioduration : leur température est de 12° centigrades ; elles marquent jusqu'à 186° sulfhydrométriques. (Voir le *Troisième recueil de Documents sur les Eaux de Challes*, par M. le Dr Domenget, 1854, et *Rapport sur la collection des Eaux minérales de la Savoie*, pour l'exposition universelle de Paris, en 1855, par M. Charles Calloud.)

cause externe, ou symptomatiques, c'est-à-dire dues à l'existence d'un vice répandu dans l'économie, d'une diathèse.

VIIIe Observation. — Nous n'avons rencontré qu'un cas dans lequel l'arthrite lente reconnût pour cause une violence extérieure ; elle était due à une entorse de l'articulation tibio-tarsienne, et datait de deux ans. Le malade ne marchait qu'avec peine avec deux béquilles. Après un mois de séjour à Aix, la marche, beaucoup moins douloureuse pour ce malade qu'à son arrivée, était devenue facile avec un simple appui ; l'engorgement blanc avait beaucoup diminué.

IXe Observation. — Une malade adulte, couchée dans la salle des femmes, était affectée de trois tumeurs blanches. Mais chez elle, si l'affection était multiple, elle était aussi l'effet de causes diverses, qui s'étaient réunies pour la produire.

Il y avait un engorgement blanc aux deux genoux et au coude droit. Il y avait deux ans que la maladie avait commencé, à la suite d'une couche ; la malade, d'un tempérament très lymphatique, couchait dans un lieu humide. Il y avait déjà eu auparavant quelques douleurs erratiques dans les membres, la marche était impossible depuis une année.

Traitement antérieur. — Vésicatoires au bras, aux genoux. Une première cure à Aix, il y a deux ans.

Le premier effet des eaux fut de réveiller la douleur au genou droit. Elle diminua les jours suivants, et la malade se trouva mieux jusqu'à sa sortie.

Voilà une de ces affections à marche lente, dans lesquelles il n'est pas donné au médecin d'obtenir une amélioration bien remarquable, après un séjour trop limité des malades à l'hôpital.

Chez douze de nos malades, l'affection paraissait être de

nature purement rhumatismale. Tous, ont obtenu à Aix une amélioration considérable de leur état. Je fais une exception seule pour un malade atteint d'une coxalgie, déjà compliquée de luxation, et qui n'est resté que quinze jours à Aix, temps évidemment trop court pour une cure de ce genre.

Xe Observation. — *Tumeur blanche rhumatismale.* — Hélène Gandy, d'Entremont, âgée de 21 ans, bien réglée ; entrée le 5 juin.

Cette fille, que sa profession expose au froid humide, a, depuis dix-sept mois, le génou droit engorgé. On entend de la crépitation dans cette articulation, dont la circonférence a environ quatre centimètres de plus que la circonférence de l'articulation saine de la jambe gauche. Le côté externe de l'article offre la cicatrice d'un cautère, placé il y a une année. La malade a fait subir en outre, à son genou, des frictions, des fumigations diverses. La marche est pénible. Bains de vapeur locaux ; douches locales.

Les premiers bains de vapeur augmentèrent d'abord l'inflammation. Puis tout alla mieux, et à la sortie de cette malade, le 7 juillet, le traitement avait amené une diminution notable dans le volume de l'articulation (5 centimètres), qui était à peine plus grosse que l'autre ; la marche était devenue facile. [1]

XIe Observation. — *Tumeur blanche suivie d'ankylose.* — Jacqueline Bovagnet, de Saint-Cassin, âgée de 44 ans, bien réglée, paraissant jouir d'une bonne constitution : entrée le 1er juin.

[1] Nous venons de revoir cette malade à l'hôpital d'Aix (juillet 1855); elle est venue chercher une guérison entière, complète, qu'elle obtiendra. La marche n'est nullement pénible ; il n'y a plus qu'un peu de crépitation dans l'articulation, qui est revenue à son volume normal.

Il y a six ans, elle a commencé à ressentir dans l'articulation huméro-cubitale gauche, une douleur qui augmentait pendant l'hiver. Puis l'articulation s'est enflammée, et il s'y est fait une ouverture ulcéreuse, aujourd'hui cicatrisée. Il existe actuellement une ankylose avec un peu d'engorgement de l'articulation. Il n'y a d'ailleurs ni douleurs, ni augmentation de caloricité dans la partie.

Douches locales, simples d'abord, puis accompagnées plus tard de massage sur la partie malade.

A la sortie de cette malade, le 20 juin, l'engorgement a diminué, et il est possible de produire dans l'articulation un léger mouvement de flexion, qui était impossible auparavant, et qui est plus grand encore pendant la douche.

XIIe Observation. — *Tumeur blanche, ankylose.* — Péronne Yvrard, de Chambéry, âgée de 22 ans, bien réglée ; tempérament lymphatique. Entrée le 10 juillet. Ankylose incomplète du coude gauche, avec tuméfaction de l'articulation et deux ulcères fistuleux à sa partie externe.

Douches locales ; douches locales de vapeur ; deux verres d'eau de Challes le matin.

A la sortie de cette malade, le 10 août, les ulcères sont presque cicatrisés ; l'articulation a diminué de volume ; les mouvements sont un peu plus étendus.

Ces deux dernières observations sont remarquables, en ce qu'elles nous offrent une légère amélioration de l'ankylose elle-même, ankylose encore incomplète, et qui permettait quelques mouvements encore appréciables de l'articulation.

Dans l'ankylose complète ou paraissant telle, accompagnée ou non de cicatrices d'anciens ulcères fistuleux, existant sans douleur, sans engorgement, nous n'avons obtenu aucun effet appréciable de l'usage des eaux.

Dans le cas où il n'existe plus que ce produit, ce reliquat

de la phlegmasie chronique, il ne faut attendre que de là médecine opératoire, de l'orthopédie, une guérison que l'on demanderait en vain à la thérapeutique thermale. .

XIIIe Observation. — *Tumeur blanche scrofuleuse.* — Paul Iboud, d'Albertville, âgé de 20 ans; constitution scrofuleuse; entré le 15 juillet.

Tumeur blanche du genou gauche datant de quatre ans, avec ulcération fistuleuse à la partie inférieure externe de là cuisse ; infiltration générale ; fièvre hectique.

Ce malade est mis à l'usage interne de l'eau de Challes ; il ne peut prendre que des piscines, vu sa grande faiblesse, sa constitution détériorée et une diarrhée opiniâtre. Il sort dix jours après son entrée ; pas d'amélioration.

XIVe Observation. — *Tumeur blanche du coude.* — François Robert, de Craponne, âgé de 22 ans, lymphatique; entré le 20 juin ; ses frères et sœurs ont une bonne santé ; il s'était lui-même toujours bien porté, lorsque, il y a trois ans, il a commencé à ressentir une petite douleur dans l'articulation huméro-cubitale gauche ; cependant il n'y a que huit mois que l'articulation est tuméfiée.

Aujourd'hui, la circonférence de l'articulation malade est de 0,35 cent., celle de l'articulation saine n'en a que 0,23. Il existe au côté externe une petite ouverture fistuleuse, par laquelle on fait sortir un peu de pus, quand on presse à deux ou trois centimètres plus bas; le pouls est à 100 ; le malade est maigre, pâle, fatigué. Il ressent de la douleur dans l'articulation.

Traitement suivi jusqu'à présent : vésicatoires volants, sangsues ; frictions avec une pommade, application d'un cautère au côté externe de la maladie. Plus tard, séjour à l'hôpital de Lyon, où M. Desgranges supprime le cautère et pratique la cautérisation transcurrente sur la tumeur.

Ce malade prend à Aix une douche mitigée, en arrosoir, sur l'articulation, et boit de l'eau de Challes ; cataplasmes de farine de lin sur l'articulation.

Le 25, on reconnaît une collection purulente au côté externe de l'articulation, et une autre au côté interne, vers la partie inférieure du bras.

Les jours suivants, la fréquence du pouls diminue ; ouverture spontanée de l'abcès interne ; au côté externe, le pus sort par l'ouverture fistuleuse.

Lorsque ce malade, que nous espérons revoir, est sorti le 27 juillet, l'articulation malade, au niveau de l'olécrâne, n'avait diminué que d'un centimètre ; mais la tuméfaction, qui s'étendait sur le bras et sur l'avant-bras, était beaucoup moindre. Il n'y avait pas de fluctuation dans la tumeur ; la douleur était nulle ; l'état général était bon ; le malade allait à pied, boire de l'eau de Marlioz, à un quart d'heure d'Aix. [1]

Comme on le voit, une amélioration considérable a été obtenue chez ce dernier malade, et cependant d'autres ressources de la thérapeutique avaient été essayées ; mais en vain. La maladie semblait s'être développée sous l'influence d'une constitution scrofuleuse, et être comme le symptôme de l'affection générale. Mais, chez lui, la débilité n'était point encore telle que l'usage des eaux ne fût plus possible. [2]

[1] Les eaux de Marlioz sont minéralisées par le sulfure de sodium et l'acide sulfhydrique libre ; elles contiennent aussi du brôme et de l'iode en combinaison, mais en bien moins forte proportion que l'eau de Challes. Ce sont des eaux froides (14° centigrades). D'après M. Pétrequin, elles marquent, à la source, de 24° à 30° au sulfhydromètre. –

[2] Nous venons de revoir ce malade à l'hôpital d'Aix (juillet 1855). L'amélioration est lentement progressive. Nous avons remarqué que la main et l'avant-bras gauches, quoique offrant un volume moindre que la main et l'avant-bras droits, ne sont pas aussi amaigris qu'on pourrait le

Dans l'avant-dernière observation, le mal était sans res-sources. Nous étions aux derniers jours d'une vie qui allait s'éteindre bientôt. Le traitement était à peine commencé, lorsque nous conseillâmes à ce malade de sortir ; le soulage-ment fut nul.

C'est ainsi qu'en résumé, de nos seize malades, porteurs de tumeurs blanches des articulations, quatorze ont obtenu une amélioration considérable, et deux sont restés dans un état stationnaire. Mais l'un de ces derniers n'a pas voulu rester à Aix tout le temps que réclamait un traitement ration-nel de sa coxalgie, et l'autre n'a pu être traité ; il était trop tard.

Ici se termine ce que j'avais à dire sur le traitement des phlegmasies chroniques des articulations, par les eaux d'Aix. Qu'il me soit permis de citer, avant de finir, un phénomène remarquable, observé ici pour la première fois, le 15 mai 1851, par M. Pichon, pharmacien à Aix.

Il a trouvé du soufre pur, cristallisé, et déposé sur la ma-tière organique qui se forme dans ces eaux, et qui, entraînée elle-même par les vapeurs, s'attache aux voûtes de la grotte de la source de soufre, des douches d'enfer, etc.

Cette matière, recouverte de petits cristaux de soufre, brûle avec une flamme bleue, répandant une odeur d'acide sulfureux, par la combinaison du soufre pur avec l'oxygène de l'air.

croire. Les vaisseaux passant principalement aux régions antérieures et internes de l'articulation, qui sont les moins malades, la circulation est à peine gênée, et la nutrition de la partie inférieure du membre se fait bien. Nous avons quelque espérance de voir un jour cette tumeur blanche terminée par ankylose.

SUR

UN CAS REMARQUABLE

DE GANGRÈNE MULTIPLE

Extrait du Moniteur des Hôpitaux , N° du 28 juin 1855.

L'observation suivante m'a paru très remarquable, soit par
la multiplicité des escarres qu'il m'a été donné de rencontrer
chez la malade qui en est le sujet, soit par l'obscurité de
l'étiologie, soit par l'heureuse issue du mal. J'aime à la pu-
blier ici avec tous ses détails, le succès de la médication
ayant dépassé mon espérance.

Le 12 juillet 1854, je fus appelé au village de Trévignin,
à 8 kilomètres d'Aix, pour y voir une jeune paysanne malade,
âgée de vingt-deux ans, mariée depuis une année seulement,
d'un tempérament sanguin, d'une bonne constitution; cette
jeune femme offrit à mon observation les symptômes suivants :

Il se dégage autour du lit de la malade une odeur gangréneuse remarquable.

Le bras gauche offre à sa partie externe une escarre noire
et sèche, longue de plus de seize centimètres, et large d'environ six centimètres, séparée des parties environnantes qui
jouissent encore de la vie par un sillon ulcéreux.

Au bras droit, il y a à la partie antérieure moyenne une
escarre noire, limitée aussi, et de la largeur d'une pièce de
cent sous. Une troisième escarre noire et limitée, un peu

plus petite, existe à la partie antérieure et supérieure de l'épaule droite.

La cuisse gauche est dans un état normal; la jambe et le pied du même côté sont œdématiés; la peau est tendue, sans rougeur et sans augmentation de chaleur; l'extrémité antérieure du gros orteil offre, sous la portion libre de l'ongle, une escarre qui se sépare aussi par l'inflammation éliminatrice.

Du côté droit, tout le membre inférieur est tendu, œdématié, luisant, dur au toucher. De ce côté, le tissu cellulaire sous-cutané de la paroi abdominale antérieure est induré, douloureux à la pression jusqu'à la hauteur de l'ombilic. Cette induration s'arrête à la ligne blanche et ne s'étend pas à gauche : ce qui est dû à ce que le tissu cellulaire sous-cutané est plus adhérent à la peau sur la ligne blanche de l'abdomen que sur les parties latérales de cette région.

La partie supérieure antéro-interne de la cuisse offre une rougeur érysipélateuse. Il y a là de la douleur qui éveille la pression, ainsi qu'à la partie interne de l'aine, vis-à-vis le canal crural. On sent au toucher la veine saphène interne, dure comme un cordon, dans son trajet le long de la portion interne des deux tiers supérieurs de la cuisse.

A la partie moyenne de la jambe se trouve une escarre qui entoure complètement le membre, sous la forme d'un anneau irrégulier, et d'une hauteur de douze centimètres environ.

Les tissus envahis par elle sont déprimés et séparés seulement par cette dépression des tissus vivants. Il n'y a pas de cercle inflammatoire. Cette escarre est noire antérieurement. Ailleurs, elle est blafarde, blanchâtre, offre un épiderme qui glisse sur le derme, et laisse s'écouler un liquide séreux. Une pression même légère indique qu'en quelques points la sensibilité n'est pas encore entièrement éteinte.

Le pouls est à 100; insomnie; pas de céphalalgie; aucune

torpeur ; selles naturelles ; langue un peu blanche ; rien au cœur.

Invasion, cause et nature. — Cette jeune femme est accouchée il y a deux mois et demi pour la première fois, ses couches ont été heureuses ; elle est restée neuf jours au lit ; elle nourrissait son enfant ; mais elle eut bientôt un abcès au sein gauche et une ulcération au mamelon droit, qui l'obligèrent à cesser ce premier allaitement, et à confier son enfant à une nourrice. Alors le lait disparut. Il est bon de dire qu'à la même époque, environ un mois et demi après ses couches, elle prit froid en rentrant chez elle, ayant chaud, et que la terre est le seul plancher de la chaumière qu'elle habite.

Alors apparurent (12 juin) des douleurs aux cuisses et aux jambes, qui se gonflèrent partout en même temps. Elle eut des sueurs abondantes, une soif inextinguible, de la fièvre. Puis vinrent les taches noires (je me sers des expressions de la malade). Aux bras, les escarres ne furent pas précédées de cette tuméfaction énorme qu'on voit encore aux membres inférieurs, mais de douleurs et rougeurs sans gonflement ; il y eut des mouvements spasmodiques dans les mains.

La cuisse gauche, qui est actuellement dans un état normal, a été tuméfiée comme l'autre, mais l'engorgement a disparu depuis quelque temps.

J'interrogeai la malade et ses proches, pour savoir si elle ne s'était pas nourrie de pain fait avec de la farine de seigle ergoté. Il n'en était rien, et leurs réponses éloignèrent tout d'abord mes soupçons.

Faut-il admettre chez cette malade une intoxication du sang, qui serait due à la suppression du lait ? Nous avouons qu'il serait assez agréable à l'esprit d'expliquer l'existence de cette gangrène multiple, en admettant une cause générale répandue dans la masse du sang.

Mais l'absence de tout phénomène typhoïde, et en particulier d'escarres à la région sacrée, malgré un décubitus dorsal prolongé pendant plus de trois mois, éloigne l'idée de l'existence d'une cause qui n'aurait pas agi là où elle devait avoir le plus de motifs d'agir, c'est-à-dire aux régions qui supportent le poids du corps.

En présence des symptômes offerts par la malade, et des causes sous l'influence desquelles elle me semblait s'être trouvée, je crus reconnaître les éléments de la maladie, connue sous le nom de *Phlegmatia alba dolens* (œdème, phlébite).

Je pense que la maladie a succédé à l'impression du froid humide, et qu'elle a été compliquée de gangrène multiple ; que comme l'inflammation de troncs veineux considérables des membres a produit l'œdème, de même les escarres sont dues à l'inflammation des capillaires qui se sont oblitérés aux régions où se trouvent les escarres, d'où interruption du cours du sang et cessation de la vie organique.

Aux membres thoraciques, l'inflammation aura occupé spécialement quelques veines ou réseaux veineux superficiels, d'où la rougeur érysipélateuse sans gonflement notable, qui a précédé la mort locale.

Traitement. — Le traitement a été nul jusqu'à ce jour (12 juillet). D'après les conseils d'une matrone empirique d'un village voisin, il a consisté en fumigations diverses, et en applications d'*omelettes* sur les *taches noires*.

Pour nous, nous n'avons pas cru devoir prescrire des émissions sanguines, qui eussent été convenables seulement dans les premiers temps de la phlegmasie, de peur de favoriser la résorption des principes putrides.

Voici ce que nous avons ordonné :

Prenez : Eau de laitue. . . . . 200 grammes.

        Extrait mou de quinquina. 4   —

        Sirop diacode. 40   —

A prendre par cuillerées :

Prenez : Axonge. . . . . . . 50 grammes.

Extrait mou de quinquina. 4 —

Pour panser trois fois par jour les sillons ulcéreux.

Panser l'escarre de la jambe droite avec une compresse imbibée de vin, trois ou quatre fois par jour.

Vaste et long cataplasme de farine de lin sur la paroi abdominale antérieure droite et sur la cuisse.

15 juillet. — J'enlève l'escarre du bras gauche qui est presque entièrement détachée. Les muscles sont à nu ; pansement des plaies ordinaires, et application de trois bandelettes de sparadrap pour diminuer un peu l'écartement des bords, qui sont très décollés ; l'escarre de l'épaule droite est tombée seule : pansement des plaies ordinaires ; l'induration du tissu cellulaire sous-cutané de la paroi abdominale, commence à diminuer.

Pour le reste du traitement, *ut suprà ;* un peu de bouillon ; eau et vin vieux sucré pour boisson.

La malade pourra être mise tous les jours quelques moments dans un fauteuil, pour prévenir les escarres au sacrum.

22 juillet. — Depuis quatre jours, la malade a un point douloureux à la région latérale droite de la poitrine, vers la neuvième et dixième côte. On l'a levée le 17 pour la placer sur un fauteuil ; puis on l'a laissée là pendant quatre heures seule et dans l'impossibilité de regagner son lit. Elle a eu froid pendant ces longues heures, quoique le temps fût magnifiquement beau.

Je n'ai pu ausculter qu'en avant ; on entend bien la respiration ; il n'y a pas de bruits anormaux.

L'escarre du bras droit est tombée ; les plaies des bras ont un bon aspect ; pansement ordinaire des plaies qui suppurent.

La tumeur du tissu cellulaire sous-cutané abdominal est devenue très molle.

La cuisse droite a un peu diminué de volume; mais à la partie supérieure interne, il y a toujours un assez vaste empâtement; l'aine est dure et douloureuse à une légère pression.

La vaste escarre de la jambe est noire antérieurement, et ailleurs pulpeuse, humide, comme je l'ai dit plus haut. Il commence à s'écouler de ces tissus mortifiés un pus moins séreux; pansement avec la poudre de quinquina, saupoudrée elle-même de poudre de quinquina et de charbon.

L'escarre du gros orteil gauche se détache; pansement avec la pommade.

Pouls à 104, 108; peu de soif; pas d'appétit; insomnie; en somme, la malade va un peu plus mal, par l'incurie de ceux qui l'entourent. Limonade pour boisson; soutenir les forces par un peu de bouillon et de nourriture tonique; cataplasme de farine de lin sur le côté droit de la poitrine.

3 août. — Les plaies des bras se cicatrisent, les vides laissés par les escarres tendent à se combler. Il y a toujours le point de côté et la tumeur pâteuse de l'abdomen. La cuisse droite est revenue entièrement à son volume normal. A la place de la gangrène de la jambe droite est une vaste plaie circulaire qui se couvre de bourgeons charnus.

La jambe gauche a repris aussi son volume ordinaire. L'escarre de l'orteil est tombée; mais la phalange unguéale apparaît nécrosée, et il s'échappe encore de là une odeur gangréneuse caractéristique.

Pouls à 100, respiration bonne; état général meilleur; pansement des plaies avec le cérat opiacé; le matin et le soir une cuillerée du sirop suivant :

Sirop de gentiane . . . . ⎫
— d'écorces d'oranges amères. ⎬ $\overline{aa}$ 100 gramm.
— de quinquina . . . . . ⎭

Un peu de bouillon et de nourriture tonique.

8 septembre. — Les plaies du bras droit sont cicatrisées ; la longue plaie du bras gauche n'a plus qu'une largeur de deux centimètres sur une longueur d'une douzaine de centimètres. La deuxième phalange nécrosée du gros orteil gauche s'est détachée d'elle-même : la plaie se cicatrise.

La plaie circulaire de la jambe droite se couvre aussi, sur ses bords supérieur et inférieur, d'une peau cicatricielle ; mais il y a une légère rétraction des tendons fléchisseurs de la jambe sur la cuisse, qui empêche l'extension complète de ce membre. Cela est dû à la position au quart fléchie qu'a gardée constamment le membre pendant la maladie.

La tumeur molle du tissu cellulaire abdominal n'a plus que la largeur d'une pièce de cent sous.

Je recommande à la malade d'essayer souvent d'étendre entièrement la jambe, malgré la douleur que ces efforts lui font éprouver, afin de ne point ajouter à la légère rétraction des tendons une cicatrice dont le tissu rétractile pourrait augmenter la flexion du membre et la fixer d'une manière permanente.

Prenez : Huile camphrée. . .   } $\overline{aa}$ 40 grammes.
Baume tranquille . .   }

Pour frictions à l'entour de l'articulation fémoro-tibiale, et le long des tendons fléchisseurs.

..... Ici, cessèrent mes visites à cette intéressante malade, qui ne tarda pas à se trouver dans un état très satisfaisant ; les plaies se cicatrisèrent entièrement ; la tumeur du tissu cellulaire sous-cutané abdominal disparut, et l'extension complète de la jambe devint facile.....

Je la revis quelques semaines plus tard, et j'eus peine à reconnaître, dans une jeune femme d'une santé parfaite, celle que la vie avait paru vouloir si complètement abandonner.

P. S. Je termine en citant ici, pour les rapprocher du fait précédent, les observations de deux cas d'escarres multiples, complications et suite de fièvre typhoïde.

L'un des malades qui nous les offrit était un homme du hameau de Saint-Simon, qui était alité depuis deux mois et demi, lorsque je le vis pour la première fois, le 15 novembre 1854. Il était d'une maigreur remarquable, et n'avait pas la force de se mouvoir dans son lit. Il avait une plaie à la région sacrée, une autre à la région trochantérienne gauche, et une troisième à l'épaule droite, qui avaient été précédées d'escarres noires, ayant envahi toute l'épaisseur de la peau. Il avait en outre, à chaque bras, une plaie assez étendue, qui avait succédé à l'application de deux vésicatoires, et un abcès froid de la grosseur d'une noix dans l'aisselle droite. — Pas de fièvre. — Je le soumis à un traitement tonique : un peu de vin et de viande. — Pansement des plaies avec la pommade au quinquina. —Cataplasme sur l'abcès.

Ce traitement ne tarda pas à être suivi de l'amélioration la plus remarquable : l'abcès s'ouvrit pour guérir ; les forces revinrent, les plaies se cicatrisèrent, et bientôt cet homme était rendu à sa pauvre famille, dont il était le soutien.

J'observai, pendant sa convalescence, deux éruptions successives de pemphigus chronique aux bras, au bras gauche surtout, précédées chacune de fièvre, céphalalgie, inappétence. Les bulles avaient le volume d'une aveline, et faisaient place à des croûtes brunes, bombées au centre ; mais ces symptômes eux-mêmes disparurent à mesure que la constitution s'améliorait sous la simple influence du régime tonique.

L'autre malade était une jeune fille de 18 ans, qui se trouvait à peu près dans les mêmes conditions que celui dont je viens de parler. Elle avait une vaste escarre à la région sacrée et une autre au mollet droit. Je fis suivre le même traitement. Le résultat ne fut pas moins heureux.

Chez la malade de Trévignin, la gangrène n'était pas due, nous le pensons du moins, à l'altération générale du sang. Cette altération existait, au contraire, et avait agi comme cause chez ces deux derniers. Chez tous trois, nous avons suivi le même traitement. Mais que nous importaient, à nous, ces causes prochaines du mal ? A l'époque où il nous était donné de voir ces malades, il ne nous restait qu'à guérir la gangrène elle-même, en aidant l'organisme à réagir

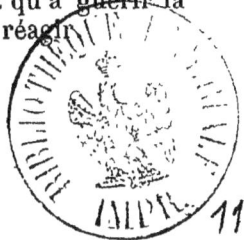